AF495372

DU CANCER DU SEIN CHEZ L'HOMME

PAR

M. le Docteur ALBERTIN
Chirurgien des Hôpitaux

ET

M. PROTHON
Interne des Hôpitaux

Du cancer du sein chez l'homme.

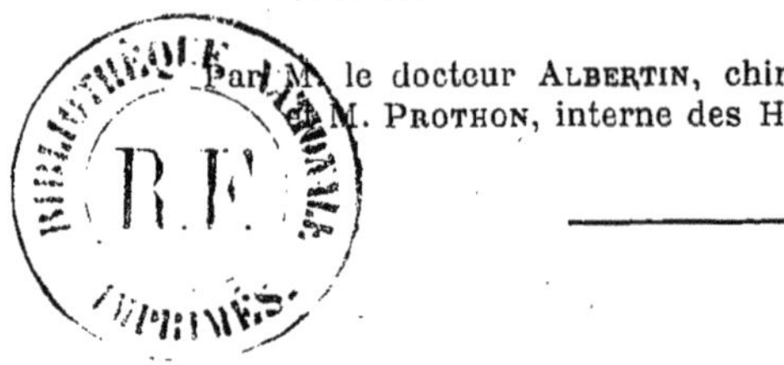

Par M. le docteur ALBERTIN, chirurgien des Hôpitaux,
et M. PROTHON, interne des Hôpitaux de Lyon.

———

La plus grande fréquence des affections néoplasiques dans le sexe féminin est de notion banale. Cette prédominance résulte, on le sait, de l'existence, chez la femme, de deux organes dont les fonctions et aussi la pathologie acquièrent une grande importance dans sa vie génitale : la mamelle et l'utérus. Chez l'homme la prostate, organe homologue de l'utérus, et la glande mammaire rudimentaire sont loin d'avoir une importance physiologique et pathologique comparables.

Il ressort même de l'étude des auteurs classiques que le cancer du sein est l'apanage exclusif de la femme. C'est là une notion trop étroite : le sein de l'homme peut être atteint par toute la série des affections néoplasiques. Les publications, de plus en plus fréquentes, d'observations isolées de tumeurs du sein chez l'homme, les travaux spéciaux, thèses, statistiques, compilations qui, dans ces cinquante dernières années surtout, ont paru sur la question, prouvent que cette affection n'est pas aussi exceptionnelle qu'on a bien voulu le croire. D'ailleurs, l'intérêt qui s'attache à cette étude, indépendemment de l'idée qui rend précieux tout ce qui est rare, s'est certainement accru depuis les recherches anatomo-pathologiques modernes et aussi depuis les nouvelles conceptions pathogéniques qui tendent à dominer l'histoire des néoplasmes.

C'en est assez pour justifier l'exposé que nous allons faire de trois nouveaux cas de cancer du sein chez l'homme.

L'examen de ces observations à la lumière des notions établies par les travaux antérieurs nous permettra, sinon des conclusions nouvelles, du moins la confirmation de certaines notions, un peu spéciales, touchant la clinique et l'anatomie pathologique.

Voici nos observations :

OBSERVATION I (Albertin).

G..., Philibert, 37 ans, cultivateur. Salle St-Joseph, service de M. le professeur Pollosson, suppléé par M. le Dr Albertin, juin 1894.

Père mort d'une maladie de cœur.

Mère vivante et bien portante. Une sœur en bonne santé.

Personne dans la famille n'a été atteint de tumeur.

Pas d'antécédents personnels autres que la fièvre typhoïde à 18 ans.

Le malade entre à l'hôpital pour une tumeur du sein gauche ayant débuté il y a dix ans. A cette époque il s'aperçut de la présence d'un petit noyau, gros comme un pois, roulant nettement sous la peau ; ce noyau atteignit peu à peu la grosseur d'une bille. Au bout de cinq ans se produisit une légère adhérence à la peau.

Il n'y a guère que deux ans que la tumeur a pris de l'accroissement. Il y a neuf mois, le malade reçut un coup à la suite duquel commença à se produire un léger écoulement de sang.

Actuellement on constate l'existence d'une tumeur de la largeur d'une pièce de cent sous, aplatie, et dont le mamelon occupe la partie inférieure. Cette tumeur est recouverte d'une peau très adhérente, variqueuse et prête à s'ulcérer au-dessus du mamelon. Celui-ci est aplati.

A la palpation la tumeur est très dure, nettement délimitée en haut, infiltrée en bas. Elle est légèrement

bombée à la surface, peu adhérente aux parties pro-
fondes.

Indolence constante. Il y a quinze jours seulement que
le malade a commencé à ressentir quelques élancements.
Pas de douleur à la pression.

Quelques ganglions axillaires.

Pas de réaction sur l'état général.

Intervention. — Ablation de la tumeur et du mamelon.
Curage de l'aisselle.

OBSERVATION II (M. Pollosson).

Carcinôme du sein. — Récidive chez un homme de 77 ans.
Aimé B..., salle Saint-Joseph, service de M. le professeur
Maurice Pollosson (juin 1896).

Début de l'affection il y a six ans.

Ablation du sein, il y a quatre ans, à Chambéry, par
M. le Dr Denarié : pas d'ablation de ganglions.

Récidive depuis deux ans.

Actuellement. — Tumeur volumineuse du sein droit,
largement ulcérée (l'ulcération date de l'année courante);
adénopathie volumineuse. Indolence. Bon état général.

Intervention le 22 juin 1896. On enlève largement la
peau de l'aisselle et une partie du grand pectoral. Les
masses néoplasiques enlevées ont un aspect carcinômateux ; la chaîne en est continue, bien que les externes
soient ganglionnaires.

Le malade a supporté son opération d'une façon remar-
quable; n'a jamais eu de fièvre et a demandé lui-même
à rentrer chez lui au bout de quinze jours afin de ranger
ses affaires et de remettre à la raison des héritiers trop
intéressés. Il est parti en excellente santé.

OBSERVATION III.

Cancer du sein droit. — Service de M. le Dr Jaboulay
(Février 1898).

Le malade est âgé de 45 ans. Il exerce la profession
d'apprêteur.

Aucun antécédent héréditaire ; aucun membre de sa
famille n'a présenté de néoplasme.

Pas de maladie de l'enfance. Bonne santé habituelle.
Congestion pulmonaire il y a dix ans.

L'affection actuelle a débuté, il y a trois ans, sous la
forme d'une escoriation, recouverte de croûtes succes-

sives, au mamelon droit ; à chaque enlèvement de la croûte par le malade se produisait une légère hémorrhagie.

Peu à peu l'ulcération s'accuse, en même temps que se produit une induration dans la profondeur.

On cautérise cette ulcération à la pierre infernale (Dr Levrat). Déjà, à ce moment, le malade avait un ganglion dans l'aisselle.

Actuellement, à la place du mamelon droit siège une ulcération de la dimension d'un sou, peu profonde, sans caractères propres ; les bords en sont rouges et œdémateux.

Les seins paraissent abaissés des deux côtés.

Pas de douleur à la pression. On sent à la palpation une masse indurée mal délimitée.

Dans l'aisselle on sent très nettement une volumineuse pléiade indolore.

Depuis quinze jours environ sont apparus des ganglions durs en chaîne au niveau du creux sus-claviculaire droit ; deux de ces ganglions sont même visibles, l'un d'eux surtout qui s'appuie sur la clavicule.

Rien du côté gauche.

Le bras droit est plutôt engourdi que vraiment douloureux. Le malade à la sensation d'un poids qui lui pèserait sur les épaules.

L'appétit est diminué, surtout pour la viande et les graisses ; il n'a cependant pas remarqué un amaigrissement notable depuis le début de son affection.

L'intervention est actuellement impossible ; on fait, le 24 février, une injection de 3 cent. cubes de suc pancréatique au-dessous de l'ulcération.

Actuellement badigeonnages quotidiens de la plaie avec une solution de chlorure d'or.

Le malade a remarqué une diminution de l'adénopathie (1).

Nous n'avons pas l'intention de reprendre dans son ensemble l'étude des tumeurs malignes du sein

---

(1) Nous avons pu, grâce à l'obligeance de M. le professeur Tripier, examiner, au laboratoire d'anatomie pathologique de la Faculté, une préparation histologique provenant d'un cancer du sein chez un homme opéré, il y a quelques années, par M. le Dr Fochier. Ce cas n'a pas été publié, mais il nous a été impossible d'en retrouver l'observation clinique. Il s'agissait nettement d'un carcinôme.

chez l'homme. Elle a été faite dans d'importants travaux et, depuis la thèse, un peu ancienne, d'Horteloup (Thèse d'agrégation, 1872), celle de Poirier (1883) a marqué une étape importante. Depuis lors, plusieurs thèses françaises et de nombreuses statistiques étrangères ont continué à maintenir la question au point.

Il est à remarquer, toutefois, que, parmi ces auteurs, nombre d'entre eux, Nélaton, Horteloup, Lutel, Poirier, Williams, Schuchardt, n'opèrent aucune sélection et traitent en général des tumeurs du sein chez l'homme, depuis le lipôme le plus bénin jusqu'au carcinôme. Il n'y a guère que les thèses de Delacour (Paris 1894) et de Pigot (1898) qui soient consacrées spécialement aux tumeurs malignes, les seules dont nous nous occupons ici.

Nous en appellerons immédiatement, pour la plupart des renseignements bibliographiques, à la récente thèse du Dr Pigot (février 1898) qui relate vingt-quatre observations dont cinq personnelles ou inédites.

Les deux travaux les plus importants, au moins au point de vue statistique, restent néanmoins celui de Williams, en Angleterre, et la série d'études de Schuchardt, en Allemagne. Au premier (2), les thèses de Delacour et de Pigot ont fait de nombreux emprunts ; cette statistique porte sur environ cent cas dont vingt-six suivis d'examen histologique ; l'auteur y note les particularités étiologiques, cliniques, anatomo-pathologiques qui résultent de leur examen d'ensemble

Quant aux trois études de Schuchardt (1) elles ont passé à peu près inaperçues en France. Nous y insisterons, en faisant remarquer que c'est un

---

(2) WILLIAMS. — *Lancet*, 1889.

(1) SCHUCHARDT. — *Archives de Langenbeck*, 1885, 1884, 1891. Ces trois études statistiques ont été passées sous silence par

énorme monument de compilation, ayant rassemblé, sans beaucoup de commentaires il est vrai, les quatre cent soixante-douze cas de néoplasmes du sein chez l'homme (à la date de 1891) épars dans la littérature. C'est elle qui renferme, sur la question, la bibliographie la plus complète aussi bien française qu'étrangère.

Mais le nombre des faits importe peu ; c'est l'ensemble qu'il convient d'examiner ; dans les deux sexes les tumeurs malignes du sein présentent une série de caractères commun, nous ne nous arrêterons pas sur ces homologies mais seulement sur les divergences; elles nous paraissent fécondes en considérations théoriques et pratiques.

De l'étiologie, peu de chose à dire : l'affection est rare. Williams, dans sa statistique, examinant deux mille quatre cent vingt-deux observations de néoplasmes du sein, n'en trouve que vingt-cinq cas chez l'homme, contre deux mille trois cent quatre-vingt-dix-sept chez la femme. Sur ces vingt-cinq cas, dix-neuf seulement sont des tumeurs malignes. C'est une proportion d'environ 1 °/₀. La statistique de l'Institut pathologique de Vienne établit le chiffre de 0,8 °/₀. Henri, de Breslau, 2 °/₀. La récente statistique de Dietrich, portant cent dix cas observés dans les cliniques de Strasbourg, de 1881 à 1890, donne cent sept femmes pour trois hommes, soit 2,7 °/₀. Nusbaum, à Munich, de 1856 à 1885, trouve onze ablations de sein pour néoplasme chez l'homme, contre trois cent quatre-vingt-huit chez la femme, soit 2,3/4 °/₀. Burow, de Kœnigsberg arrive à 8, 4 °/₀.

Pigot qui ne cite que deux observations isolées de cet auteur (parues in *Arch. de Langenbeck*, 1897).

Ajoutons enfin, comme non réunis encore:

La statistique de Diétrich: Beitrag zur Statistik des Mammacarcinomes (*Centrablatt für Chirurgie*, 1893, p. 267).

Les cas isolés d'Eliascheft, de Friedrich (*Jahresbericht*, 1892 et 1893).

Les onzes cas de Bollhagen (*Jahresbericht*, 1892, t, II, p. 436),

Mais, en somme, la statistique considérable de Schuchardt, qui réunit presque toutes les précédentes (sauf celle de Dietrich), arrive au chiffre de 1 pour cent.

Nous n'insisterons pas sur les autres conditions étiologiques de profession ou de nationalité, sur le siège à droite, à gauche, simultanément dans les deux seins, sur les influences traumatiques diverses ; ces dernières paraissent, toutefois, au moins sous la forme de frottements répétés, jouer un rôle qu'on a coutume de leur refuser.

L'âge et l'hérédité sont deux facteurs plus intéressants. Mais ici les conditions sont encore analogues à ce qu'elles sont chez la femme : rareté du cancer avant 50 ans. Nous rappelons, toutefois, que, de nos trois malades, un seul avait dépassé cet âge (premières manifestations néoplasiques à 72 ans environ) ; les deux autres avaient l'un 45 ans, l'autre 37 seulement), et notons, en passant, que cette précocité coïncide avec la malignité du cas. Quant à la fréquence des accidents néoplasiques dans les antécédents familiaux des malades, elle paraît assez élevée ; Williams, dans sa statistique, en note l'existence dans 24 % des cas. Deux, du moins, de nos malades, n'en présentaient pas.

Les inflammations diverses de l'organe, mammites aiguës ou chroniques — de la région — lymphangites, éruptions éczémateuses (Williams et notre Obs. III), zostériformes (Poirier), ne sont pas sans influence sur le début du processus néoplasique. Nous y reviendrons d'ailleurs.

Il nous reste, à présent, à nous demander pourquoi le sein de l'homme est habituellement respecté par les tumeurs malignes qui atteignent si fréquemment la femme.

Cela tient, sans aucun doute, à sa constitution anatomique et à ses fonctions rudimentaires.

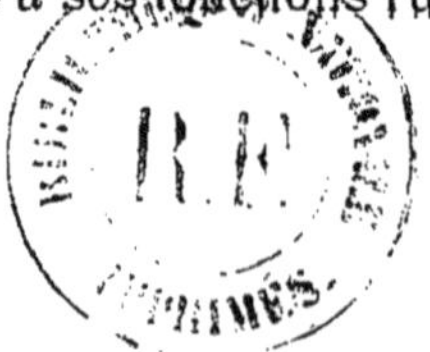

On sait que la mamelle de l'homme se compose surtout de tissu fibreux, de peu d'acini, de beaucoup de conduits galactophores. Elle subit, il est vrai, quelques poussées congestives, à la naissance, à la puberté, poussées qui peuvent parfois s'accompagner d'une sécrétion lactée de courte durée, mais l'organisation glandulaire, l'évolution et la multiplication des acini qui, chez la femme, caractérisent le développement de la glande à la puberté et à chaque grossesse n'a pas lieu. En somme, l'organe reste surtout fibreux.

Pas de fonctions, pas d'affections, telle serait donc la conclusion qui s'imposerait si les lésions inflammatoires de certains organes, à fonctions mal définies, n'étaient là pour arrêter nos déductions à priori. Il semble, cependant, ainsi que le fait remarquer Williams, qu'au point de vue des productions néoplasiques, le sein de l'homme obéisse à la loi générale, qui établit la rareté des tumeurs dans les tissus à structure en voie de régression.

D'ailleurs, certains auteurs voudraient rapporter à une tendance à la gynécomastie, la présence des néoplasmes du sein mâle. Cette hypertrophie préalable de la glande est notée, en effet, dans les observations de Schuchardt et de Berns.

Nous serons encore très brefs au sujet de la symptomatologie des tumeurs malignes du sein, chez l'homme. Tantôt ce sont de volumineuses masses néoplasiques. comme le montre la photographie du malade de notre Obs. II, masses bosselées, très saillantes, adhérentes ou non à la profondeur, ulcérées ou non. Tantôt l'empâtement est plus large, comme c'est le cas dans les squirrhes en cuirasse, comme celui dont M. Ollier a publié un exemple en 1871. Généralement, le début de la tumeur maligne a lieu dans la profondeur, sous la forme d'un petit noyau dur, indolore, longtemps de faible volume, puis subissant un accroissement rapide. Parfois, et il faut en prendre note, c'est la peau du mamelon ou de l'aréole qui a été le point de départ (c'est le cas de notre Obs. III). L'évolution dure deux, quatre ans, dix ans parfois (Obs. I), avant que le malade se décide à un examen médical. Alors l'en-

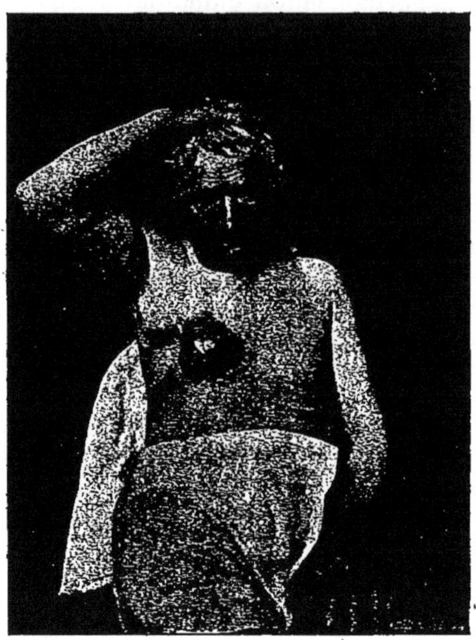

vahissement ganglionnaire est constant. Mais, même à cette période, l'état général reste bon, l'amaigrissement est peu accusé. Il n'y a pas, en somme, de cachexie cancéreuse.

La récidive, après l'intervention, se produit après un temps variable, mais, point à noter encore, généralement plus tard que chez la femme, et il y a eu des cas de guérison radicale.

Bien que les complications métastatiques soient, d'après Williams, un peu plus fréquentes que chez la femme (70 % contre 63 %), il faut, en somme, retenir de ce tableau clinique l'idée de la bénignité relative des cancers du sein de l'homme. Longue durée de l'affection, absence à peu près constante des névralgies et des phénomènes de compression vasculaire habituels chez la femme, peu ou pas de retentissement sur l'état général, récidives plus tardives, voilà ce que constate le clinicien, et n'oublions pas que, sous le microscope, l'anatomo-pathologiste aura, dans la plupart des cas, établi l'existence de la plus maligne des tumeurs, le carcinôme.

Les mêmes principes qui servent de guide au diagnostic pour les tumeurs malignes de la mamelle, chez la femme, dirigent le diagnostic de ces tumeurs chez l'homme. La présence des ganglions axillaires ou même claviculaires (comme l'une de nos photographies en montre un bel exemple), est d'autant plus constante que nous savons que le carcinôme est, ici, la forme la plus habituelle.

Mais l'œdème du bras, les douleurs, qui sont des signes fréquents et précoces chez la femme, font habituellement défaut chez l'homme. Cette adénopathie caractéristique ne sera pas confondue avec celle qui accompagne la tuberculose mammaire ; cette affection, déjà rare chez la femme, puisque Delbet n'en cite que trente-cinq cas, n'a été guère notée chez l'homme que dans trois cas (un cas de Poirier, deux cas de Delbet). Nous rappelons qu'ici l'adénopathie précède souvent l'apparition de la tumeur du sein et que, lorsqu'elle survient après celle-ci, elle acquiert rapidement un développement très considérable qui mettra le clinicien en garde.

La syphilis s'accompagne d'une adénopathie précoce et très spéciale, d'une adhérence rapide à la peau. Il est rare, d'ailleurs, que les lésions de la mamelle acquièrent le même volume. Les antécédents du malade, le traitement spécifique sont des éléments d'un grand secours.

Quant aux tumeurs bénignes, leur limitation, l'absence d'engorgement ganglionnaire, les caractérisent, en général, suffisamment, bien que, dans certains cas, des cliniciens éminents aient pu s'y tromper. M. le professeur Fochier nous citait récemment un cas de tumeur sébacée proliférante du sein chez un homme. Son volume et sa dureté étaient telles qu'elle fut extirpée comme un néoplasme malin. L'examen anatomo-pathologique, seul, fit reconnaître sa véritable nature.

Mais nous avons hâte d'arriver à l'examen de cette discordance déjà entrevue entre la clinique et l'anatomie pathologique : d'une part, affections à marche lente, retentissant peu sur l'état général ; d'autre part, lésions anatomiques de nature épithéliomateuse, d'aspect carcinômateux. Il faut bien savoir, en effet, que le carcinôme est, de toutes les tumeurs du sein, la plus fréquente, et de beaucoup, chez l'homme. R. Williams, sur 26 examens histologiques, le note 17 fois; Pigot 25 fois sur 34; Gilette (1), à propos d'une présentation faite par lui à la Société de Chirurgie de Paris, d'une tumeur de cette nature, dit en avoir observé 7 ou 8 cas, toujours avec les mêmes caractères. L'épithélioma ne figure que dans 7 cas sur les 34 de Pigot. Le sarcôme est la plus rare des tumeurs malignes (3 cas sur 26, Williams). Notons enfin les formes mélaniques, plus fréquentes peut-être que chez la femme (Williams en a relevé 3 cas).

Ainsi, c'est un fait bien acquis, les carcinômes constituent la très grande majorité des tumeurs

---

(1) GILETTE. — *Union Médicale*, tome 40, nº 3, pages 263 et 264.

Société de Chirurgie, séance du 5 août 1885 ; Carcinôme ulcéré du sein chez un homme de 64 ans.

de l'homme. Et c'est le carcinôme typique avec sa disposition alvéolaire caractéristique, ses bourgeonnements épithéliaux envahissant les espaces lymphatiques, sa précoce extension ganglionnaire, par conséquent.

Pourquoi donc la relative bénignité de ces tumeurs qui, chez la femme, affectent parfois une marche presque foudroyante ?

Faut-il, acceptant avec Follin, avec Poirier, l'origine cutanée de certaines variétés, admettre qu'elles se rattachent plutôt à ces cancroïdes à évolution lente si fréquents chez les vieillards ? Mais ce n'est point là une explication.

Faut-il penser que les cellules glandulaires qui ont, chez l'homme, une activité nulle, en tant qu'organe sécréteur, ont aussi une vitalité moindre dans leurs proliférations néoplasiques ? Nouvelle hypothèse !

Faut-il croire alors que le microscope est impuissant à déterminer le pronostic, fatal ou bénin, d'une tumeur ?

Il est certain que le rapport entre la morphologie et la malignité est chose obscure encore.

Il est certain, cependant, que de la proportion de tissu fibreux dans une tumeur épithéliale dépend, dans une certaine mesure, l'évolution lente ou rapide du néoplasme ; plus le tissu fibreux est abondant, plus il isole, enserre, réprime les expansions épithéliales, et plus l'évolution sera chronique. Or, les formes squirrheuses du carcinôme sont fréquentes chez l'homme. Les formes encéphaloïdes sont très rares ; nous n'avons guère d'indiscutable, parmi les cas français récemment publiés, que celui d'Imbert, de Montpellier, relaté dans la thèse de Pigot.

Nous ne pouvons passer ici sous silence les

observations de Gilette (1) et de Bruchs qui ajoutent
à un examen anatomo-pathologique consciencieux
le mérite de considérations générales.

Après avoir constaté l'existence, sur les coupes,
de la configuration caractéristique du carcinôme,
Gilette ajoute :

« Le carcinôme fibreux est, en effet, l'une des formes les plus fréquentes que l'on rencontre dans le
sein de l'homme. Mais cette variété me semble
avoir cela de particulier qu'elle est peu active,
qu'elle est moins grave que chez la femme, qu'elle
évolue plus lentement, du moins qu'elle tend à se
généraliser moins rapidement et qu'elle laisse par
conséquent plus de temps à l'intervention chirurgi-
cale..... »

Bruch (2), après avoir constate l'absence de douleur, la marche lente, l'excellence de la santé, l'as
pect enkysté de la tumeur, relate l'examen histologique fait par le professeur Duval (cet examen a
révélé la présence de la disposition carcinômateuse)
et ajoute :

« Il nous est difficile de dire si le processus a
commencé dans les glandes cutanées pour se pro-
pager ensuite dans le tissu conjonctif séparant les
éléments glandulaires, ou s'il a débuté dans l'épithélium des culs-de-sac glandulaires mêmes.

« Cette dernière opinion nous paraît la plus pro-
bable. »

Ainsi, incertitude du point de départ, mais, dans
tous les cas, bénignité relative, telle est l'idée qui se
dégage de ces observations ; c'est aussi la conclusion
générale des travaux d'ensemble parus sur la ques-

---

(1) GILETTE. — *Loc. cit.*
(2) BRUCH (d'Alger). — Cas présenté à la Société de Chirurgic
par D^r Le Dentu, séance du 23 décembre 1885. Epithélioma pavi-
menteux lobulé, corné, d'apparence calcifiée, chez un homme.
Bulletin et Mém. de la Soc. de Chirurgie de Paris, 1885. t. XI,
p. 887 à 890.

tion. Cette incertitude du point de départ a préoccupé
nombre d'auteurs; d'autres paraissent peu se soucier
de résoudre le problème et admettent sans discus-
sion que, chez l'homme, comme chez la femme, le
point de départ c'est l'épithélium des acini, origine
endogène, si l'on veut. Ils prétendent que « laissant
de côté les épithéliomas cutanés qui peuvent affec-
ter la peau de la mamelle aussi bien que toute
autre région du corps, ils étudient simplement les

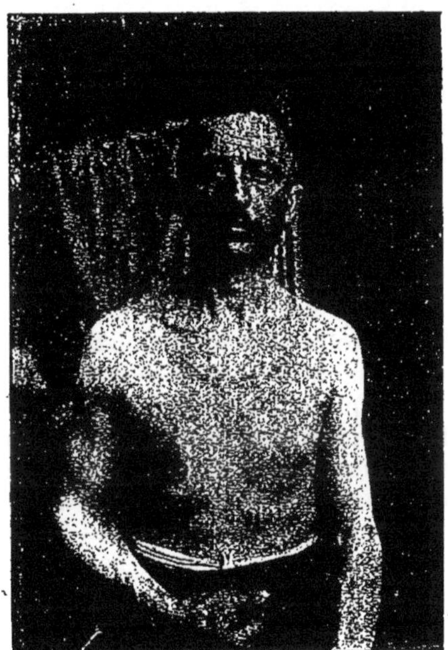

tumeurs de la glande elle-même. Oui, mais il
y a des formes qui débutent par la peau pour
envahir la glande et devenir de véritables tumeurs
du sein, au sens clinique du mot. C'est là l'origine
exogène. Quelques auteurs, nous l'avons vu, ont
noté, au début de la lésion, des affections cutanées,

diverses : zona, eczéma, maladie de Paget, véritables portes d'entrée, ou même lésions primitives.

L'observation n° 3, que nous rapportons, en est un exemple très net ; l'anatomie pathologique du cas de Bruch tendrait vers la même idée, bien que l'auteur admette plutôt l'opinion contraire. Rappelons enfin la relative fréquence des formes mélaniques chez l'homme (3 cas de Williams), d'autres observations où on a retrouvé la disposition des cellules malpighiennes, etc., et nous conclurons que la forme à point de départ exogène est peut-être assez fréquente dans les cancers du sein de l'homme.

Nous rappelons encore que cette idée se lie à celle de la bénignité de ces tumeurs, et il y a lieu de se demander s'il n'y aurait pas, là, un point de pathogénie et d'anatomie pathologique intéressant à étudier. Pour y arriver, il faut que les chirurgiens s'astreignent à compléter leurs observations par un examen histologique complet et compétent. C'est un reproche que nous devons nous adresser, car, dans un de nos cas, nous avons omis de suivre jusqu'au laboratoire l'examen histologique que nous avions demandé, et nous n'avons pu retrouver la trace de la pièce pathologique. Le diagnostic clinique était, sans nul doute, tumeur maligne, mais la caractéristique histologique nous manque.

L'étude comparative des divers cas, faite avec des examens rigoureux, des statistiques basées sur des documents certains, pourra permettre d'élucider la cause de l'apparente bénignité des néoplasmes du sein chez l'homme, de leur évolution lente et de leurs récidives tardives.

Jusqu'à plus ample informé, il faut se contenter de cette considération de physiologie pathologique que la malignité des néoplasmes est, le plus souvent, en rapport avec l'activité des tissus appelés à dégénérer. Il est de notion courante que les cancers évoluent d'une façon plus rapide et plus

redoutable chez les jeunes sujets que chez les gens
àgés. Chez l'homme, la glande mammaire est un
organe au repos, sans activité, envahie par du tissu
fibreux où la charpente domine, pour ainsi dire,
l'ensemble des éléments nobles de l'organe. C'est
sur ce terrain, qu'appelé à évoluer, le néoplasme
trouve le minimum de conditions propres à son
développement rapide. Voilà, ce nous semble, en
attendant que des caractères plus nets et plus précis
soient déterminés, une considération pouvant
nous aider à expliquer la bénignité relative du cancer du sein chez l'homme. L'étude histologique
faite sur des tumeurs d'âge différent — on sait
quelle peut être la lenteur de leur évolution —
pourra, en outre, apporter des éléments nouveaux
sur la question de la transformation des tumeurs,
et peut-être nous expliquer pourquoi une tumeur,
histologiquement maligne, évolue avec une bénignité relative.

Gif. 402. — Imp. A. WALTENER. P. LEGENDRE et Cie. Suc. Lyon.